r LÉOPOLD CHANNAC

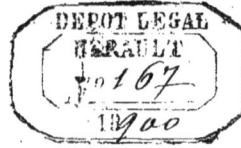

Des

bcès tardifs du foie

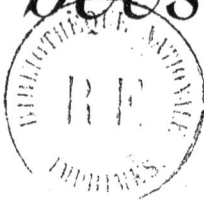

à évolution lente

MONTPELLIER
GUSTAVE FIRMIN ET MONTANE

1

DES

ABCÈS TARDIFS DU FOIE

A ÉVOLUTION LENTE

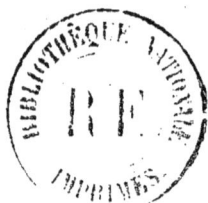

PAR

Léopold CHANNAC

DOCTEUR EN MÉDECINE

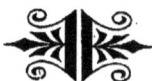

MONTPELLIER

IMPRIMERIE Gustave FIRMIN et MONTANE
Rue Ferdinand-Fabre et quai du Verdanson

1900

A MES PARENTS

A MES MAITRES

A MES AMIS

L. CHANNAC.

A MON PRÉSIDENT DE THÈSE

M. LE PROFESSEUR FORGUE

L. CHANNAC

INTRODUCTION

Ayant eu l'occasion d'observer, dans le service de M. le professeur Forgue, un cas d'*abcès tardif du foie à évolution lente,* il nous a paru intéressant, sur les conseils de notre maître, de rechercher dans la littérature médicale un certain nombre d'observations assez caractéristiques pour en déduire une étude clinique générale de cette affection. Tel a été notre but dans ce modeste travail.

Après avoir brièvement exposé, dans un premier chapitre, l'historique de la question, nous en avons étudié les conditions étiologiques (chapitre deuxième) en insistant particulièrement sur une cause capitale : la dysenterie.

La pathogénie est traitée dans le chapitre troisième.

Nous avons apporté tout notre soin à la rédaction du chapitre quatrième, qui traite des *caractères cliniques* et de la *marche de ces abcès.*

Enfin le *diagnostic* et le *traitement* feront l'objet des chapitres cinquième et sixième.

DES

ABCÈS TARDIFS DU FOIE

A ÉVOLUTION LENTE

OBSERVATION PERSONNELLE

(Observation *inédite* recueillie dans le service de M. le professeur Forgue par le Dr Jeanbrau, chef de clinique chirurgicale.)

Abcès tardif du foie d'origine douteuse, probablement dysentérique, latente. Thoracectomie. — Incision et drainage. — Guérison.

T... Auguste, peintre, 36 ans, entre, le 7 juin 1900, dans le service de M. le professeur Grasset, pour douleur dans le côté droit.

Antécédents héréditaires. — Sans intérêt.

Antécédents personnels. — Santé habituelle bonne.

Soldat dans l'infanterie de marine, il est envoyé au Tonkin en 1884, où il reste jusqu'en 1886. Il affirme n'avoir jamais eu la dysenterie, jamais le moindre trouble gastro-intestinal ; jamais de selles liquides sanglantes, graisseuses, ni d'épreintes. Mais, après un an de séjour au Tonkin, il fut pris de fièvres paludéennes, bien vite enrayées par la quinine. Pendant quatorze mois, les quatorze mois que dura son séjour en Indo-Chine, deux petits accès par mois, le matin, à intervalles très réguliers. Mais le malade est très affirmatif sur ce point, il n'a jamais présenté de phénomènes gastro-intestinaux.

Il rentre en France en 1886, très anémié, amaigri profondément, affaibli par deux ans de séjour au Tonkin et quatorze mois de fièvres intermittentes.

Quelques jours après son arrivée à Toulon, accès de fièvre enrayé facilement par la quinine. Quinze jours après, second accès, d'ailleurs peu violent. Cet accès devait être le dernier. Depuis cette époque, en effet, le malade affirme n'avoir jamais éprouvé le moindre phénomène qui lui ait rappelé ses fièvres du Tonkin ; il n'a plus pris de la quinine depuis 1886, et n'en a jamais eu besoin.

En quelques mois, T... reprit ses forces et revint complètement à la santé, il resta en parfait état jusqu'en 1895, sans trouble digestif, sans aucun phénomène douloureux du côté du thorax, du foie, de l'abdomen, des reins ; mais, il y a 5 ans, il s'aperçut un jour que ses urines étaient fortement troubles et odorantes ; il ne s'en préoccupa d'ailleurs pas et continua son métier de peintre sans suivre aucun traitement : il se sentait fort, avait de l'embonpoint, mangeait et digérait bien.

1er séjour à l'hôpital. — En 1897, après cette longue période de vigoureuse santé qui avait duré 11 ans, brusquement, sans troubles digestifs, sans fièvre, il sent ses forces faiblir, maigrit, cesse de manger, va voir M. le professeur Forgue, qui l'envoie dans le service de M. le professeur Grasset. Il a le teint terreux, un mauvais état général, les urines purulentes, mais sans aucun phénomène douloureux ni objectif, sauf une légère augmentation de volume du foie.

MM. les professeurs Grasset et Forgue, après plusieurs examens, hésitèrent entre le diagnostic d'abcès tardif du foie et celui, à cause de l'état des urines, de pyélo-néphrite. Mais comme il n'existait aucun signe bien net, que, d'autre part, la situation du malade ne commandait pas une intervention exploratrice, on décida d'attendre ; on prescrivit le régime lacté, de l'huile de foie de morue, du bleu de méthyle et du benzoate de soude.

Un mois et demi après sa sortie du service, le malade alla voir M. le professeur Forgue : amélioration très notable. M. Forgue fit cesser le bleu de méthyle, permit au malade de manger et lui ordonna de continuer les cachets de benzoate et borate de soude. En quelques mois, le malade reprit ses forces, augmenta de poids, se remit au travail, les urines toujours purulentes, mais en bon état général. L'amélioration dura deux ans, jusqu'en mai 1900.

Maladie actuelle. — En mai 1900, en pleine santé, spontanément, sans douleur, sans accès de fièvre, sans troubles digestifs, T... sent, comme en 1898, ses forces diminuer rapidement. En même temps, il s'aperçoit qu'à la partie inférieure du thorax, du côté droit, il s'est formé une voussure qui soulève légèrement la peau et qui est douloureuse à la pression ; quinze jours après, il commence à ressentir des douleurs lancinantes profondes, à intervalles irréguliers, surtout pendant les fortes inspirations. Il entre dans le service de M. le professeur Grasset le 7 juin. On le fait aussitôt passer dans le service de M. le professeur Forgue.

Examen à l'entrée. — Etat général mauvais ; teint terreux à reflets subictériques. Amaigrissement et affaiblissement très marqués. Le malade s'est mis au régime lacté depuis un mois, mais ne vomit pas. Pas de phénomènes vésicaux.

A la partie inférieure du thorax, à droite, au niveau de la partie moyenne des 9e 10e et 11e côtes, la peau, rouge et œdématiée, est soulevée par une tuméfaction ayant l'étendue de la main. Cette tuméfaction, au centre de laquelle la peau est rouge, violacée, est mollasse et repose sur le plan costal qui lui forme une base résistante. La palpation appuyée détermine une douleur assez vive. On ne perçoit pas de fluctuation nette.

Le foie est notablement augmenté de volume. La percussion donne les résultats suivants : la ligne de matité supérieure suit le bord supérieur de la sixième côte à partir de la ligne mamelonnaire et en allant vers le sternum. Le bord antérieur du foie, perceptible à la palpation sous le rebord des fausses côtes, descend vers l'ombilic, dont il n'est séparé sur la ligne médiane que par deux travers de doigt, pour remonter ensuite vers la gauche et atteindre le rebord costal à l'union des cartilages des 8°, 9° et 10° côtes. La percussion n'est pas franchement douloureuse, sauf au niveau de la tuméfaction.

A l'auscultation du thorax, submatité et frottements pleuraux dans toute la base du poumon droit.

Le rein droit n'est pas perceptible à la palpation. L'abdomen est souple, indolore. Pas d'ascite.

> Urines : 980 grammes.
> Troubles : acides.
> Glucose : néant.
> Albumine : 1 gr. 80.
> Abondant dépôt de pus.

Diagnostic. — Abcès tardif du foie, d'origine douteuse.

Opération. — Le 9 juin 1900, par M. le professeur Forgue. Anesthésie à l'éther. — M. le professeur Forgue fait sur le côté droit du thorax une longue incision en U, circonscrivant la tuméfaction, d'environ 15 centim. de base ; le lambeau cutanéomusculaire ainsi délimité est rapidement décollé et fortement relevé à l'aide de deux pinces érignes fixées à ses deux angles inférieurs : un pus fétide sort de ce foyer suppuré occupant les parties molles. Les tissus sont grisâtres, en voie de sphacélisation, et un foyer caséeux, très fétide, ayant 6 centim. carrés environ est rapidement curetté. Il s'agit d'un abcès souscutané en rapport avec le foyer profond intra-abdominal.

Résection rapide de 11 centimètres des 8ᵉ et 9ᵉ côtes et 12 centimètres de la 10ᵉ, jusqu'à leur union avec le cartilage.

M. Forgue procède ensuite à l'excision des masses musculaires intercostales, épaissies par l'inflammation chronique. Au niveau de la 9ᵉ côte, un peu en arrière de la ligne axillaire, M. Forgue découvre un orifice fistuleux fongueux, qui conduit par un court trajet dans une cavité sous-pleurale remplie de tissu caséeux très fétide. Cette cavité sous-pleurale s'était donc ouverte par le neuvième espace intercostal pour déterminer un abcès sous-cutané. A l'aide du doigt, M. le professeur Forgue refoule de bas en haut la plèvre épaissie, en libérant ses adhérences par quelques coups de ciseaux. Le diaphragme est ainsi exposé et on voit nettement sa surface convexe, grisâtre, altérée par l'inflammation chronique. On reconnaît aussitôt, en un point correspondant à peu près au centre du foyer sous-pleural, que le diaphragme est percé d'un orifice, par lequel sort, goutte par goutte, un pus jaunâtre, épais, très odorant. M. le professeur Forgue introduit par cet orifice le dilatateur de Tripier et l'ouvre largement ; il s'échappe en même temps un fort jet de pus jaunâtre, très épais, moins fétide que celui des abcès superficiels. Sous l'influence des efforts de toux et de vomissements du malade, il s'écoule environ 400 centimètres cubes de pus ; les dernières gouttes sont suivies de l'expulsion d'une substance épaissie, brunâtre : c'est du tissu hépatique sphacélé.

Deux gros drains sont introduits dans la cavité de l'abcès, à près de 10 centimètres de profondeur. Après curettage de la plaie opératoire et abrasion des tissus fongueux qui n'ont pas été enlevés, on rabat le lambeau musculo-cutané, que l'on suture au crin de Florence, en laissant sortir les drains par la partie inférieure de la suture. Pansement compressif.

Le pus, recueilli au cours de l'opération dans des pipettes stériles, est ensemencé un quart d'heure après la fin de l'opération dans des tubes de bouillon et d'agar et placé à l'étuve ; mais ces milieux n'ont rien donné (docteur Vedel).

Il s'agissait donc d'un abcès du foie d'origine douteuse et à développement tardif, puisque les derniers accès de fièvre intermittente datent de 1886. Le malade s'étant aperçu de la tuméfaction pariétale avant le commencement de mai, la formation de l'abcès doit être rapportée bien avant cette date ; il a donc suivi une marche chronique très lente.

Suites opératoires. — Pas de vomissement post-anesthésique ; on a fait une injection sous-cutanée de 800 centimètres cubes de sérum. Le soir, T., 37°5. Pouls : 120, vibrant, régulier. On fait une piqûre de morphine à 9 heures du soir.

Le 10 juin. — T., 36°4. Pouls : 90, régulier, bien frappé. Bouillottes, sérum caféiné, rhum. Le malade se sent très soulagé et n'éprouve plus de douleur dans le côté ; il respire facilement. Le pansement a été traversé par le pus. On apporte le malade à la salle d'opération. La gaze est imbibée d'un pus beaucoup moins fétide que celui évacué à l'intervention. Pansement humide au sublimé faible.

Le malade émet 1200 gr. d'urines absolument claires, non albumineuses, sans dépôt.

11 juin. — T., matin, 36°5. Pouls : 72, régulier, assez bien frappé. Caféine, rhum, lait. Un lavement purgatif suivi d'une selle. T., le soir, 36°8. Pouls : 80. Un centigramme de morphine.

A partir de ce moment, l'amélioration progresse, le malade se sent de mieux en mieux, boit abondamment du lait, du bouillon, du thé, du rhum, et, le cinquième jour, commence à manger. La température n'atteint pas 37° le soir, et, le matin, ne dépasse jamais 36°8.

On refait le pansement tous les deux jours : pansement humide au sublimé, à 1 pour 6000.

23 juin. — On enlève les fils ; une languette de peau au niveau de la lèvre inférieure s'est sphacélée.

Etat excellent. Le malade se lève et se promène dans la salle ; il a repris des couleurs et des forces, mange de très bon appétit et digère parfaitement.

29 juin. — La suppuration se tarit de plus en plus. On nettoie le trajet fistuleux. Les drains sont raccourcis de deux centimètres. Il sort incomplètement guéri, mais revient régulièrement se faire panser tous les deux jours.

9 juillet. — Le pansement est encore souillé par une très petite quantité de pus non fétide. Le trajet fistuleux est en partie comblé, car les drains ne pénètrent plus qu'à 3 centimètres de profondeur.

L'état général est excellent. Le malade reprend des forces, se pèse de temps en temps et constate, chaque fois, une augmentation notable de poids.

La guérison complète n'est plus qu'une affaire de quelques jours.

CHAPITRE PREMIER

DÉFINITION ET HISTORIQUE

Le titre que nous avons mis en tête de ce travail suffirait, à la rigueur, à définir l'affection que nous traitons, si nous n'avions la préoccupation de bien délimiter notre sujet et de nous borner uniquement à l'étude de cette variété clinique des abcès du foie.

Sous la dénomination d'*abcès tardifs du foie à évolution lente*, nous entendons une affection hépatique essentiellement chronique, ayant pour point de départ la dysenterie, ou une lésion gastro-intestinale et aboutissant, après une période d'incubation généralement longue, à la formation d'une ou de plusieurs cavités purulentes.

Nous éliminerons systématiquement les abcès à marche aiguë ou subaiguë succédant sans intervalle à la cause qui les a produits ; les abcès latents, qui ne sont bien souvent que des trouvailles d'autopsie, et les abcès métastatiques, suites d'infection générale de l'organisme.

Les médecins de l'ère hippocratique, qui, cependant, nous ont laissé de bonnes observations et des remarques précises sur les abcès du foie, sont muets sur la forme qui nous occupe. Les écrits médicaux du moyen-âge ne sont pas plus instructifs à cet égard. Il faut arriver au XVIᵉ siècle pour trouver dans le *Tableau des maladies* de Van Lom (1557) quelques documents

originaux sur la forme *traînante* de certaines hépatites sup-
purées. Cette même forme est signalée incidemment par les
médecins du XVII° siècle.

Nous ne trouvons de monographie vraiment intéressante
que dans la thèse de Dalmas (1835). Son travail est un résumé
des connaissances de son époque sur les abcès tropicaux du
foie en général ; mais l'unique observation qu'il relate, et qui
est la sienne propre, est le tableau fidèle d'une hépatite chronique aboutissant tardivement à un abcès du foie vidé dans
l'intestin.

L'étude de l'affection qui nous occupe est poussée dans ses
dernières limites avec l'ère microbiologique, et la découverte
du pus stérile de ces abcès par Kartulis (1889) provoque
une foule de communications intéressantes. Tour à tour, Laveran (1890), Netter (1890), Le Dantec (1892), Fontan (1892),
Rendu (1894), OEttinger (1894), Hanot (1894), sont venus
apporter un contingent d'observations qui éclairent singu-
lièrement la marche et la pathogénie de cette affection, et qui
serviront de base à cette étude.

CHAPITRE II

ÉTIOLOGIE

Il nous paraît inutile d'entrer dans la discussion des idées anciennes et des théories plus ou moins ingénieuses qui ont été émises à propos des abcès du foie. Nous nous bornerons à exposer, dans ce chapitre, les idées modernes, auxquelles l'expérience a apporté un contrôle suffisant pour qu'on puisse les considérer, à l'heure actuelle, comme l'expression de la vérité.

Il en est du foie comme de tout l'organisme en général. Pour subir l'atteinte d'une maladie, il faut qu'il ait été mis antérieurement, par des causes indirectes, dans un état d'infériorité à l'égard des agents pathogènes de cette maladie. Cette notion capitale de pathologie générale, qui domine toutes les maladies infectieuses, et en particulier la localisation des infections sur tel ou tel organe, a sa raison d'être pour le foie plus que pour tout autre viscère. Nous envisagerons donc, dans l'étiologie des abcès du foie, les causes prédisposantes et les causes directes.

§ 1er. — CAUSES PRÉDISPOSANTES

Influence du climat. — Le nombre incalculable des abcès du foie observés dans les régions tropicales, comparé à celui relativement restreint des hépatites nostras, suffit amplement à prouver que l'influence du climat joue un rôle incontestable dans la production de ces affections. On peut cependant se demander comment s'exerce cette influence. Beaucoup de théories erronées ont été émises à ce sujet. La seule admise généralement aujourd'hui est celle de Layet : « Sous l'influence » de la chaleur tropicale, dit cet auteur, les fonctions gastro- » intestinales subissent, au début, une suractivité fonction- » nelle intense, la circulation de la veine porte s'exagère, le » foie en subit le contre-coup et l'hypersécrétion biliaire » s'établit fréquemment ; mais bientôt l'organisme ne réagit » plus, et comme, par une sorte de compensation, les fonc- » tions digestives s'alanguissent, les combustions se ralen- » tissent et le foie, comme tous les autres organes, parti- » cipe à cette atonie générale, qui le prédispose, en dehors » de toute irritation spéciale, à la dégénérescence grais- » seuse. »

Excès d'aliments. — Depuis bien longtemps, les médecins étrangers, Harley entre autres, ont noté la détestable habitude qu'ont les Européens de continuer, dans les régions tropicales, l'usage de la bonne chère, des repas copieux et des mets épicés, et font intervenir l'intempérance comme cause des abcès du foie. D'autres chirurgiens, Moore en particulier, ont combattu ces idées ; mais Blanc, qui est cependant de l'avis de Moore, est bien obligé de convenir que l'intempérance est notée très souvent dans les observations, aussi bien des indigènes que des Européens atteints d'abcès du foie.

Excès de boissons. — L'action nocive de l'alcool sur le foie est une vérité démontrée ; les cirrhoses de nos pays en sont des preuves suffisantes. Néanmoins, quelques auteurs, Waring en tête, ont voulu nier cette influence. Il est vrai que beaucoup de malades paient leur tribut à l'hépatite sans être pour

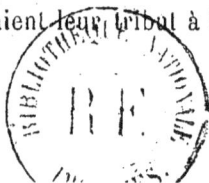

2

cela des alcooliques ; mais il est incontestable aussi que, dans
beaucoup de cas, les antécédents des malades sont nets sur ce
point.

Le malade de l'observation II ressentit des troubles du côté
du foie à la suite d'une période de débauche caractérisée surtout par des excès alcooliques, et, pendant une accalmie de son
hépatite, il voyait reparaître les douleurs au moindre excès de
boisson. Dalmas, atteint d'hépatite chronique, ne pouvait
faire un bon repas sans rechuter le lendemain, et le docteur
Jourdan cite, dans sa thèse, trois observations où l'alcoolisme
était la seule cause apparente des abcès du foie.

§ II. — Causes directes

« Tout abcès du foie, dit le Dr Faure, succède à une infec-
» tion microbienne, et la glande hépatique ne saurait faire
» exception à cette loi générale qui veut que, dans les con-
» ditions ordinaires, une inoculation bactérienne soit à l'ori-
» gine de toute suppuration. »

Mais sous quelles influences se fait cette infection ?

L'accord est à peu près fait sur cette question d'étiologie.

Kelsch et Kiéner, Zancarol, pour ne citer que ces auteurs,
ont montré dans d'importantes recherches qu'à l'origine des
abcès du foie, se trouvait, dans beaucoup de cas, une dysenterie plus ou moins grave, et la statistique leur donne raison :
268 cas sur 429 reconnaissaient pour cause unique la dysenterie.

Gremillon, a constaté que l'hépatite, loin de suivre toujours une dysenterie, la précédait quelquefois et que, d'autre
part, dans un très grand nombre de cas, l'autopsie ne révélait
aucune lésion intestinale. Il en conclut que « dans les anté-
» cédents de beaucoup de malades, il lui est impossible de voir

» autre chose que la malaria », et rend l'hématozoaire de Laveran responsable de l'infection hépatique.

« Nous ne croyons pas, écrivent MM. Bertrand et Fontan, » à l'impaludisme comme cause générale et spécifique de » l'hépatite suppurée. » Ces auteurs relèguent la théorie de l'infection palustre au rang de cause prédisposante, mais, à ce titre, lui accordent une certaine valeur.

« Il ressort, en outre, de leurs importantes recherches, » que non seulement tous les pays à marécages et à fièvres » ne sont pas des foyers d'inflammation hépatique suppura- » tive, mais qu'encore, dans plusieurs régions où cette affec- » tion est endémique, l'impaludisme est rare et inconnu. »

Telle est aussi l'opinion du D' Faure, qui, résumant la question, conclut que « les abcès paludéens sont destinés à disparaître de l'étiologie des abcès du foie et qu'une ulcération intestinale, si petite soit-elle, doit être la porte d'entrée fatale des microbes de la suppuration. »

CHAPITRE III

PATHOGÉNIE

Les travaux de Kartulis, de Zancarol, de MM. Bertrand et Fontan, et les communications très nombreuses de MM. Kirmisson, Laveran, Netter, Rendu, OEttinger, ont nettement établi que la suppuration du foie est le résultat d'une action microbienne.

Il est bien peu de microbes qu'on n'ait incriminés. Le streptocoque pyogène, le staphylocoque doré et blanc, le coli-bacille, le bacille d'Eberth, les amibes (Kartulis, Windsor), le bacille pyocyanique (Calmette, Pasquale), ont été décrits tour à tour comme agents pathogènes des abcès du foie.

Il est hors de conteste que ces diverses espèces microbiennes se rapprochent beaucoup de celles qui composent la flore intestinale. La majorité des auteurs ont pensé que, dans un très grand nombre de cas, l'abcès du foie devait être attribué à ces microbes venus de l'intestin. Pour Kartulis, les amibes sont les agents spécifiques de la suppuration hépatique. Pour Calmette, ce sont les toxines du bacille pyocyanique trouvés en nombre dans les selles des dysentériques. MM. Faure et Segond, à la suite de M. Bertrand, écartent l'idée de spécificité. Pour eux, la suppuration hépatique est due à l'action des microbes banals de la suppuration, avec prédominance, tantôt du staphylocoque, tantôt du streptocoque.

Reste à savoir quelle est la voie suivie par ces agents pathogènes pour pénétrer de l'intestin dans le foie.

La plupart des auteurs pensent que les microbes suivent
la voie sanguine et pénètrent dans le foie par la veine porte :
« Il est probable, dit Rendu, que les leucocytes servent de
» véhicule à ces ferments organisés qui, transportés dans le
» parenchyme hépatique, y pullulent et y deviennent les
» agents les plus actifs de la suppuration. »

Ils paraissent suivre, dans cette migration, les arborisations
de la veine porte pour aller déterminer, dans l'une des plus
fines ramifications, une embolie, origine de l'abcès hépatique.

La fréquence de ces abcès sur la face convexe du foie ne
paraît pas relever d'autres causes.

Il y a dans la pathogénie des abcès tardifs du foie un point
bien intéressant et qui a nécessité des recherches nombreuses:
c'est la stérilité du pus.

Kartulis (1887) fut un des premiers à signaler le fait, et les
observations ne tardèrent pas à se multiplier. Quelques auteurs
supposèrent même que le pus était stérile et amicrobien dans
la plupart des cas. MM. Bertrand et Fontan, réagissant contre
ce courant d'idées, montrèrent qu'il était loin d'en être ainsi ;
que le pus, quoique stérile, pouvait contenir des cadavres de
microbes. Ils réussirent même, par des cultures successives,
à rendre très virulents des microbes très peu actifs. Quoi qu'il
en soit, dans beaucoup de cas d'*abcès tardifs du foie*, on ne
trouve pas de microbes colorables par les procédés usités
dans les laboratoires et les ensemencements opérés avec le pus
ne donnent rien. Il faut en conclure que les microbes ont disparu.

A quelle cause faut-il attribuer cette disparition ? Là est l'intérêt du fait.

Nous n'entrerons pas dans le détail des théories nombreuses
qu'on a proposées. La seule qui subsiste est celle de la *stérilité secondaire tardive*.

« Ces abcès secondairement stériles, écrit Faure, ont été
» primitivement fertiles ; mais, au bout d'un temps générale-
» ment long, les microbes ont fini par disparaître, détruits
» très probablement par leurs propres toxines. »

Les recherches précitées de MM. Bertand et Fontan viennent
encore corroborer cette assertion, en montrant, pour ainsi dire,
les différentes phases de cette mort de microbes.

Ces quelques considérations ont une importance au point
de vue post-opératoire, et expliquent jusqu'à un certain point
les succès obtenus dans le traitement par la méthode de Stro-
meyer-Little.

CHAPITRE IV

ÉTUDE CLINIQUE. — SYMPTOMATOLOGIE

Au lieu d'évoluer avec le cortège habituel des symptômes communs à toute suppuration d'origine inflammatoire, les abcès tardifs du foie surviennent d'une façon insidieuse, sans fracas, et s'installent sans qu'on s'en doute.

Un autre caractère important est celui-ci : la suppuration survient ordinairement si longtemps après une dysenterie ou une affection intestinale qu'on ne voit pas tout d'abord le lien qui unit la cause aux accidents observés.

De là l'importance qu'on doit attacher à la recherche des antécédents des malades ; car ce sont bien souvent les seuls éléments que nous ayons pour assurer notre diagnostic. Dans l'observation rapportée en tête de notre travail, il y avait lieu de discuter l'hypothèse d'un abcès du foie ou d'un abcès enkysté de la plèvre. M. le professeur Forgue se prononça pour l'abcès du foie, en raison des commémoratifs fournis par l'interrogatoire du malade. M. Richelot (observation V) posa le diagnostic d'abcès tardif parce que son malade « était un tonkinois ».

Que nous apprend encore l'interrogatoire ? Dans beaucoup de cas, ces malades ont été robustes, forts, indemnes d'affections antérieures, ou du moins, très peu éprouvés par elles. On note quelquefois des habitudes alcooliques et c'est tout. Ils sont partis pour les colonies, y ont mené une vie très active, ont fait plusieurs campagnes comme soldats ou comme officiers, ont été éprouvés par le climat, le surmenage physique et moral. Puis la dysenterie, la malaria, une gastro-entérite, ont achevé l'œuvre commencée. Ils rentrent dans un hôpital ou sont rapatriés.

Ils arrivent en Europe, quelquefois guéris, la plupart du temps dans un état de misère physiologique extrême. Ils traînent leur dysenterie, sont sujets à quelques accès de fièvre, puis ces phénomènes s'amendent.

Quelquefois, au bout d'un certain temps, deux ou trois mois, nous voyons ces malades revenus à un état de santé satisfaisant, qui peut durer très longtemps (9 ans pour le malade de M. le professeur Forgue — 3 ans pour le malade de M. Rendu).

Alors commence l'évolution de l'abcès. Subitement, sans cause apparente ou parfois à l'occasion d'une grippe (obs. VII) d'un bain froid (observation II), d'un excès de table et de boissons, ces individus éprouvent un frisson, la température s'élève, le malade est couvert de sueurs, mais l'accalmie ne tarde pas à se produire. Ce début brusque peut même manquer dans la généralité des cas et le mal s'installe progressivement. Malaises inexpliqués, céphalalgie, légère ascension thermique le soir, rebelle au sulfate de quinine. Le malade maigrit de jour en jour et on ne trouve pas la cause de cette cachexie. L'appétit disparaît, le teint devient subictérique, la langue est « épaisse, pâteuse, jaune, blanche » (Sachs).

Des douleurs tantôt vives, pongitives, fugaces, tantôt sourdes, profondes, continues, sont ressenties à l'hypocondre droit, avec irradiations à l'épaule droite, à l'épigastre, dans les lombes.

Sous l'influence d'une hygiène plus suivie, du régime lacté et d'une médication appropriée, les progrès du mal peuvent être momentanément enrayés, mais le pus formé ne continue pas moins son action débilitante, il gagne la périphérie du foie et provoque des douleurs violentes. Le malade ne peut se

coucher sur le côté droit ; il repose sur le dos, les jambes demi-
fléchies, relâchant ainsi sa paroi abdominale. Il sent sa respiration gênée, courte, fréquente, incomplète. Cette dyspnée
réflexe, que Dutrouleau considérait comme un signe certain de
suppuration hépatique, est l'indice d'une réaction péritonéale,
d'une péritonite adhésive (Fontan).

Des troubles nerveux, tels que cauchemars, insomnie (Dalmas), sueurs nocturnes, hypocondrie, assombrissent encore
l'avenir des malades.

Qu'une tuméfaction apparaisse dans l'hypocondre droit, et la
symptomatologie s'enrichit d'un élément de plus.

Par cet exposé rapide, nous pouvons déjà présumer de la
nature de l'affection ; l'étude des signes physiques complètera
notre diagnostic.

Inspection. — La région hépatique est augmentée de volume
et, dans quelques cas, la cage thoracique est manifestement
asymétrique, refoulée en haut et en dehors. Les côtes sont
élevées et écartées les unes des autres, et si la suppuration est
assez avancée pour que le pus ait de la tendance à pointer à
l'extérieur, on peut voir, en des points très variables, une
tuméfaction de couleur rouge, des dimensions de la paume de
la main, et dont la palpation nous donnera les caractères.

Percussion. — La matité hépatique diffère suivant les cas,
mais elle fait rarement défaut. On lui assigne généralement le
troisième espace intercostal comme limite extrême supérieure,
et une ligne horizontale passant par l'ombilic comme limite
inférieure. Elle donne au doigt la sensation d'un corps dur
sans rénitence ni élasticité.

Palpation. — Une main exercée peut sentir le bord antérieur du foie débordant les fausses côtes. C'est là ce qu'on
observe le plus fréquemment. Ce rebord est généralement

lisse et peut présenter des points de consistance variable, allant rarement jusqu'à la fluctuation.

La peau est mobilisable au devant du foie; la pression appuyée détermine généralement de la douleur, et l'exagère si elle existait déjà.

La pression du doigt peut déterminer un godet d'œdème en des points variables de cette matité hépatique. Windsor considère l'œdème de la paroi comme un signe très constant et caractéristique des abcès du foie. On doit lui accorder une grande valeur, mais il faut être prévenu qu'il peut se produire aussi dans d'autres affections pleurales : pleurésie purulente, pleurésie cancéreuse, etc... J. Malcomson avait attiré l'attention sur un signe demeuré longtemps inaperçu : c'est le frottement périhépatique le « peritoneal friction » des Anglais. MM. Bertrand et Fontan font ressortir, à juste titre, tout le parti qu'on peut en tirer. Mais, pas plus que les autres, ce signe n'est pathognomonique. En effet : 1° il ne s'observe pas dans tous les cas ; 2° on ne le rencontre qu'à une certaine période de l'évolution des abcès du foie ; 3° Duncan a pu le constater avec la plus grande netteté dans un cas de cancer du foie.

De cette étude, il ressort clairement que c'est surtout par un faisceau de symptômes et non par la connaissance exclusive d'un signe soi-disant certain que le praticien pourra poser un diagnostic ferme, avec le moins de risques de se tromper.

CHAPITRE V

DIAGNOSTIC

Le diagnostic des formes tardives des abcès du foie a, de tout temps, exercé la sagacité des chirurgiens ; presque toutes les erreurs signalées sont imputables à cette variété clinique.

Par son début insidieux, l'hépatite chronique a pu être confondue avec la tuberculose pulmonaire (Ritchey), la fièvre typhoïde (Descroisilles), un cancer du foie, une pleurésie enkystée (Fernet). Par son début brusque, avec une pleurésie purulente (Rendu).

L'absence de courbe thermique à type inverse, de signes d'auscultation plus marqués aux sommets, de coloration des pommettes, d'expectoration muco-purulente et même, si ce dernier signe existe, l'absence des bacilles de Koch pourra, dans beaucoup de cas, éliminer la tuberculose.

On rejettera aussi le diagnostic de dothiénenterie s'il n'y a ni taches rosées, ni diarrhée, ni douleur dans la fosse iliaque droite et si le séro-diagnostic est négatif.

Le cancer du foie présente, le plus souvent, des nodosités perceptibles au palper, tandis que le foie, dans l'hépatite, est généralement lisse. L'ascite et l'ictère, qui accompagnent le cancer, sont pour ainsi dire inconnus dans les abcès du foie.

Les symptômes de la suppuration hépatique en imposent quelquefois pour une pleurésie purulente ; beaucoup de signes sont communs à ces deux affections. Néanmoins, la courbe de matité diffère ; à convexité supérieure, dans les cas d'abcès du foie, elle est parabolique de haut en bas et d'arrière en avant dans la pleurésie purulente. De plus, l'auscultation peut révéler, dans ce dernier cas, de l'égophonie souffle à la limite de matité.

Pour tous ces cas, le diagnostic différentiel bénéficiera des données étiologiques et des antécédents du malade.

Malgré cela, il arrive parfois que le chirurgien ne peut que présumer de la nature de l'affection. Or, la présomption ne suffit pas. Comment obtenir la certitude ? Par la ponction exploratrice.

Nous n'avons pas à insister sur l'innocuité de cette intervention. Jaccoud, Dieulafoy, Lavigerie et les médecins d'Alexandrie l'ont amplement démontrée. Nous n'envisagerons que ses indications et le procédé opératoire.

La ponction exploratrice n'est vraiment utile que dans les abcès profonds du foie, abcès situés vers sa face convexe ou concave, et n'ayant aucune tendance à pointer à l'extérieur.

Le point culminant de la voussure, si elle existe, le frottement périhépatique, et surtout la douleur provoquée avec un doigt fortement appuyé, la constatation d'un rein déplacé par l'hypertrophie du foie (Fontan), peuvent préciser quelquefois le lieu d'élection de la ponction.

On se sert habituellement d'un trocart de 3 millimètres environ des appareils de Potain ou de Dieulafoy. Le trocart, tenu de la main droite, est enfoncé d'une poussée dans la direction présumée de la collection purulente, à une profondeur variable. Il ne faut pas craindre d'aller jusqu'à 5 ou 6 centimètres et même plus. Si le résultat est négatif, réitérer la ponction. La persévérance donne quelquefois des résultats inattendus. Ce n'est quelquefois qu'après cinq ou six ponctions que le pus se fait jour.

Néanmoins, la ponction a échoué quelquefois, et on cite le cas du chirurgien Moore, qui la répéta jusqu'à 30 fois sur le même sujet, fit une laparotomie exploratrice sans pouvoir trouver l'abcès du foie, qui était cependant du volume d'une tête de fœtus.

CHAPITRE VI

TRAITEMENT

Il est actuellement admis, par tous les chirurgiens, qu'une condition de succès dans le traitement des abcès du foie, c'est l'ouverture large et aussi précoce que possible du foyer purulent.

« Je pose, en principe, dit Faure, qu'en présence d'un abcès
» du foie, il faut l'ouvrir le plus tôt possible ; et, pour l'ouvrir,
» avoir recours à l'incision lente et méthodique qui, seule,
» permet de bien voir ce que l'on fait, et de bien faire ce que
» l'on voit. »

Le cadre restreint que nous nous sommes tracé ne nous permet pas d'étudier toutes les méthodes de traitement employées jusqu'à ce jour. Nous ne pouvons que rappeler celles qui nous paraîtront le mieux indiquées dans les divers cas que nous envisagerons.

Il est évident qu'un abcès superficiel, pointant à l'extérieur, ne réclame pas le même traitement qu'un abcès profond. Nous n'aborderons pas un abcès sous-diaphragmatique par la même voie qu'un abcès de la face inférieure du foie.

§ Ier. — TRAITEMENT DES ABCÈS DE LA FACE CONCAVE DU FOIE

Examinons le cas le plus simple : l'abcès a évolué vers la paroi pariétale, s'est créé des adhérences sur son passage ; il vient pointer sous la peau, la voussure est manifeste. C'est l'incision franche, en un seul temps (méthode de Little), qui devra être employée avec ou même sans ponction exploratrice préalable.

Cette éventualité est d'ailleurs exceptionnelle, et il faut bien se garder d'attendre, pour agir, l'apparition des phénomènes précédents.

Le pus est profondément situé ; une ponction exploratrice en a décelé l'existence, mais à une profondeur de 5 à 6 centimètres. Comment procéder à l'évacuation ?

Quelques chirurgiens incisent sur la ligne blanche, entre l'appendice xyphoïde et l'ombilic, vont à la recherche de la face inférieure du foie, qu'ils ponctionnent, et vident l'abcès. Cette pratique est excellente, mais s'applique exclusivement aux abcès du lobe gauche du foie.

Dans le plus grand nombre de cas d'abcès situés à droite, c'est à l'incision couche par couche qu'on aura recours. Nous ne pouvons que citer ici la technique que notre Maître, M. le professeur Forgue, a décrite dans son *Traité de thérapeutique chirurgicale :* « Le trocart restant en place, repérant le foyer,
» l'incision sera menée transversalement, couche par couche,
» dans une longueur de 8 à 10 centimètres. Quelques pinces
» tiendront les lèvres du péritoine pariétal incisé. Arrivé au
» foie, l'opérateur commence par clôturer la séreuse et ouvrir
» ensuite l'abcès. La région hépatique, jalonnée par le trocart,
» découverte par des écarteurs et des compresses-éponges
» aseptiques préservant la cavité péritonéale, on achèvera
» l'évacuation aspiratrice de la poche purulente. Au moment
» où l'on retirera le trocart, une petite pince à cadre de
» Reverdin oblitèrera l'orifice. La petite collerette de péritoine
» pariétal, tenue par les pinces, va être suturée au foie par des
» points au catgut aseptique, passés au moyen de l'aiguille de
» Reverdin très courbe ou d'un modèle d'Hagedorn. »

On incise l'abcès et, s'il y a lieu, on procède au curettage,

selon la méthode de Fontan, à l'aide d'une curette mousse gui-
dée par l'index gauche le long des parois de l'abcès. Drainage
de la cavité à l'aide de deux tubes de caoutchouc accolés en
canon de fusil.

§ II. — ABCÈS DE LA FACE CONVEXE DU FOIE

L'examen du malade a démontré qu'il s'agit d'un abcès de
la face convéxe du foie. Le trocart explorateur a révélé la présence du pus à 8 ou 10 centimètres de profondeur. On a le
choix entre deux procédés pour ouvrir cet abcès : l'opération
que Lannelongue a décrite au IIIᵉ Congrès de chirurgie de
Paris et la *voie transpleurale*, qu'Israël avait imaginée pour les
kystes postéro-supérieurs du foie.

Nous ne nous occuperons que de ce dernier procédé, parce
que nous l'avons vu employer par M. le professeur Forgue.
Nous décrirons en même temps les modifications que notre
Maître a apportées au manuel opératoire de l'intervention dans
le cas qui fait le sujet de notre travail.

Le malade est anesthésié, couché sur le côté gauche. L'incision est faite perpendiculairement à une verticale abaissée
du milieu du creux axillaire. Elle correspond à la neuvième
côte. Sa longueur est de 12 ou 15 centimètres. On résèque
10 ou 12 centimètres de côte. Le périoste sous-costal et le
feuillet pariétal de la plèvre sont incisés à leur tour.

Il est à remarquer qu'il ne se produit pas de pneumothorax,
à la condition, dit Fontan, que le sujet ne tousse pas et que
rien ne vienne peser sur le diaphragme pour ouvrir la cavité
virtuelle costo-diaphragmatique.

Sans perdre de temps, on pique, à l'aide d'une aiguille
courbe, la plèvre viscérale accolée au diaphragme et on l'ac-
cole par une série de points en U (Forgue) au bord de la
plèvre pariétale incisée. Cette suture est faite au catgut. On

délimite ainsi un espace ovalaire, long de 8 centimètres, large de 8 à 10 millimètres, et qui permet de pratiquer aisément l'incision diaphragmatique. Le diaphragme étant ouvert, on se trouve en présence du foie, qu'on incise dans la direction indiquée par le trocart explorateur.

L'abcès est vidé du pus qu'il contient, lavé à l'eau bouillie, curetté à la curette mousse, si on le juge nécessaire. Deux gros drains assurent l'écoulement ultérieur du pus. Pansement aseptique.

Dans le cas que nous avons exposé au début de notre travail, la technique fut la même, hormis certains points de détail que nous allons passer en revue.

L'abcès faisait saillie à l'extérieur, au niveau de la 10° côte. M. le professeur Forgue circonscrit cette tuméfaction et taille un large lambeau en U, la base supérieure formant charnière, et vide et curette l'abcès sous-cutané, trouve la 10° côte nécrosée, résèque les 9°, 10° et 11° côtes sur une longueur de 12 centimètres. La plèvre pariétale est transformée en tissu fongueux par suite de l'inflammation chronique. Il n'y a donc pas lieu de fermer le sinus costo-diaphragmatique.

L'opérateur excise largement tout ce tissu fongueux et tombe dans un deuxième abcès, sous-pleural cette fois. Le diaphragme est mis à nu, on peut suivre ses mouvements d'élévation et d'abaissement rythmés. A une profondeur de dix centimètres, on voit sourdre le pus à travers un très petit pertuis diaphragmatique. M. le professeur Forgue introduit le dilatateur de Tripier par ce petit orifice, agrandit l'ouverture en dilacérant ses bords et donne ainsi une large issue au pus.

L'opération se compliquait ici de l'ouverture successive de trois abcès : 1° costo-pariétal ; 2° costo-diaphragmatique ; 3° intra-hépatique. La toilette de chacun de ces abcès a dû être faite pour trouver l'orifice qui le faisait communiquer avec

3

l'abcès suivant, ce qui augmentait la durée de l'intervention. La résection des 9° 10° et 11° côtes, sur la nécessité de laquelle Chauvel a particulièrement insisté, était tout indiquée ici, puisque la 10° côte était nécrosée par le pus qui la baignait de toutes parts.

OBSERVATIONS

Observation Première

(Communiquée à M. le docteur Josserand par M. le docteur Grand, médecin des Hôpitaux de Saint-Étienne. Publiée dans la thèse de Laferrère).

Fièvre palustre. — Dysenterie des pays chauds, contractée onze ans auparavant. — Guérison apparente : accalmie pendant 7 ans. — Abcès du foie, dont l'évolution au début a été prise pour de la tuberculose aiguë. — Opération. — Guérison.

X..., âgé de 39 ans, ingénieur. Tuberculose chez les deux frères et une sœur, qui ont succombé jeunes. Pas de maladies à signaler dans l'enfance ; quelques bronchites légères.

Il est parti, en 1884, pour le Honduras, où il a séjourné dans la région qui avoisine l'Atlantique, région marécageuse ; ce séjour a duré 6 ans. Pas de maladies durant cette période.

Dans la deuxième période (1887), X..., après un congé, est atteint de fièvres palustres dès son arrivée ; accès tous les huit jours ou tous les quinze jours, se renouvelant deux ou trois fois, à type quotidien ou tierce, et coupées par un granule de sulfate de quinine.

En 1888, apparition de la dysenterie, qui n'a cessé qu'en 1892. Le retour en France s'est effectué en 1890 avec persistance de la fièvre et accès bien nets pendant six mois.

La dysenterie a disparu de la façon suivante : X... était ingénieur aux mines de Charbonnier (Puy-de-Dôme), toujours souffrant de la dysenterie ; on vient lui apprendre qu'un accident s'était produit dans la mine, il en éprouva une vive émotion ; le lendemain, le médecin qui le soignait lui trouva le teint si jaune qu'il lui administra deux grammes d'ipéca ; à la suite de cette médication, X... fut débarrassé de sa dysenterie. L'ipéca avait été employé auparavant sans succès, à doses moindres, il est vrai.

Depuis 1892, X... ne signale aucun trouble intestinal sérieux ; il avait de temps en temps ce qu'il appelle des dérangements de corps, qu'il met sur le compte de l'alimentation.

En 1893, retour des accès palustres pendant trois semaines et qui disparurent avec le changement de région.

A la fin de 1893, survient une pleurésie sèche de la base gauche avec point pleurétique extrêmement douloureux, fièvre vive de courte durée. Le tout disparut au bout de quinze jours environ.

Depuis son retour en France, X... n'a jamais eu un fort appétit ; il n'a pas eu de troubles digestifs persistants, mais il était *petit mangeur ;* depuis quelques années et notamment, avant le début de la dernière maladie que nous allons signaler, il buvait beaucoup de bière.

Quelques semaines avant le 20 novembre 1898, l'appétit avait diminué au point de devenir nul. En même temps, survinrent de la dépression, un dégoût général et des troubles de caractère. Vers le 20 novembre, apparurent des selles fétides.

Le 30 novembre 1898, pendant la nuit, le malade fut pris de vomissements bilieux très abondants, accompagnés de selles fétides, d'une température de 39o,2, et d'une urine très albumineuse ; ces symptômes s'amendèrent assez rapidement ; le 19 décembre, la température est redevenue normale ; l'albuminurie disparaît au bout de deux ou trois jours, les vomissements ne se montrent plus ; il existe des signes d'embarras gastrique intense ; le foie est augmenté de volume, un peu douloureux ; la rate n'est pas hypertrophiée. Les conjonctives ont une teinte subictérique, le facies est un peu terreux.

A partir du 20 décembre, le malade se lève et sort deux ou trois jours après.

Cette maladie nous avait préocupé beaucoup en raison des antécédents chez les collatéraux. Le Dr X..., qui vit M. X... quelques jours après le début, conclut à de l'embarras gastrique simple.

Le 11 janvier 1899, apparurent des vomissements bilieux très abondants, un état gastrique très marqué, une langue saburrale et des selles fétides. Dans l'intervalle des deux crises, les selles avaient perdu leur fétidité et tout paraissait être dans l'ordre, sauf que le malade se sentait toujours affaibli et n'avait pas recouvré l'appétit.

Cette fois, la température ne diminua point, comme nous l'espérions ; au bout d'une quinzaine de jours, nous fûmes de nouveau hanté par l'idée d'une tuberculose aiguë ; le sommet droit portait d'anciennes lésions tuberculeuses guéries, d'après l'examen du Dr X... Il ne nous sembla pas que rien de nouveau fût survenu de ce côté.

Le 4 février, la température est de 37°2 le matin, 38°5 le soir ; le malade a maigri beaucoup, il ne mange pas ; l'état gastrique, quoique meilleur, est loin d'être normal ; quelques sueurs nocturnes. Le foie est toujours augmenté de volume, mais dans de faibles proportions ; la percussion de la rate ne révèle pas d'hypertrophie.

Nous envoyons le malade à Cannes. Le 21 février, un phénomène nouveau se produit : un grand accès fébrile avec deux périodes : *a)* frisson d'une durée de trente-cinq minutes, *b)* température d'une durée d'une heure.

D'autres accès survinrent le 26, le 28 février, le 1er mars, ces accès débutant par un vomissement alimentaire. Le 4, le 14, le 17, le 18 mars, nouveaux accès ; le 19, deux accès renouvelés le 20, le 21, le 22 mars, ce jour là, encore, deux accès.

Les derniers accès furent précédés d'une douleur extrêmement vive, très courte, siégeant dans la région lombaire sans que le malade puisse préciser le siège exact ; dès que la douleur avait disparu, le frisson apparaissait. Le médecin qui soignait le malade à Cannes fit part de ces incidents au Dr X... et à moi-même ; nous pensâmes, sans que nous ayons échangé nos impressions, qu'il s'agissait d'un abcès du foie, mais, pour ma part, je fus mis sur la voie par le souvenir du travail du Dr Josserand, médecin des hôpitaux de Lyon (*Lyon Médical*, 1897, page 421). Le malade fut aussitôt ramené à Saint-Etienne et opéré trois jours après son arrivée, le 31 mai 1899, par le Dr Duchamp, chirurgien de l'Hôtel-Dieu de Saint-Etienne ; l'incision fut faite en avant sur le bord antérieur du foie et en se guidant sur un trocart qui avait révélé l'existence du pus. Ce point avait été choisi après un examen minutieux pratiqué par le Dr X...

Le malade est aujourd'hui parfaitement guéri. Il a recouvré son appétit ; ses forces et son embonpoint sont revenus et il ne présente aucun trouble gastrique.

Observation II

(Publiée par M. Rendu à la Société médicale des Hôpitaux, Séance du 17 juillet 1896)

Abcès du foie survenu neuf ans environ après les fièvres paludéennes et une légère dysenterie. — Traité au début pour une tuberculose. — Opération. — Pus stérile. — Guérison.

Félix N..., âgé de trente et un ans, ouvrier attaché à la fabrication des capsules, entre, le 15 décembre 1895, à la salle Boulley, n° 13.

Antécédents personnels. — Jusqu'en 1883, il se porte bien et n'a pas eu de maladie sérieuse. En 1884, il part comme soldat au Tonkin et y reste trois années consécutives jusqu'en 1887. Pendant cette période, il a successivement les fièvres intermittentes, qui lui durent cinq mois, et une légère dysenterie d'une durée de trois semaines. A cette époque, au dire du malade, les médecins lui avaient trouvé le foie gros.

En 1887, le malade revient à Paris et fait des excès alcooliques et vénériens. Il contracte un chancre mou et un bubon, dont on voit encore les traces.

En 1889, il rentre à l'hôpital Saint-Antoine pour une congestion du foie que les médecins traitants considèrent comme étant d'origine alcoolique. On le soumet au régime lacté, médication alcaline, ventouses scarifiées ; il quitte l'hôpital au bout de quatre mois dans un état de santé satisfaisant.

Depuis cette époque, le malade a été plus sobre, plus tempérant ; il n'a ressenti que quelques douleurs épigastriques qui lui surviennent de loin en loin.

Mais au mois d'avril 1895, à la suite d'un bain froid, le malade est pris de malaises, de frissons, de douleurs épigastriques et de perte complète d'appétit. Puis, embarras gastrique et diarrhée par intervalle. On le traite pour une tuberculose pulmonaire. Dans les premiers jours de décembre, survient une teinte subictérique et il entre à l'hôpital le 24 décembre.

État actuel (25 décembre). — Apparence chétive, presque cachectique, présentant une vive douleur au niveau du foie, teinte subictérique ; les selles sont colorées, les urines ne donnent pas la réaction de Gmelin.

La douleur hépatique date de quatre mois, au dire du malade ; mais, depuis trois semaines, elle est beaucoup plus prononcée. Elle est spontanée, sourde, continue, s'accroissant sous l'influence des mouvements respiratoires ; elle empêche le décubitus latéral.

Il souffre moins dans la position debout.

La pression du foie provoque également une douleur.

Il n'existe pas d'irradiation douloureuse vers le thorax, ni du côté de l'épaule, ni du côté du bras droit.

L'examen de la région hépatique ne laisse aucun doute sur l'existence d'une hypertrophie du foie.

A l'inspection, on constate une voussure sous-diaphragmatique, avec immobilité des dernières côtes dans la période inspiratoire et saillie manifeste des espaces intercostaux.

Il n'y a pas d'œdème pariétal.

La palpation de la région abdominale permet de sentir le bord du foie, qui n'est pas émoussé et qui a conservé son caractère tranchant, mais qui est seulement sensible et douloureux à la pression.

Le lobe gauche de l'organe paraît beaucoup moins développé et n'excède pas les dimensions physiologiques.

En somme, il existe une hypertrophie du foie qui porte surtout sur le lobe droit de l'organe, lequel a refoulé en haut le diaphragme jusqu'au voisinage du quatrième espace.

L'appétit, depuis deux semaines, est médiocre; le malade a le dégoût des aliments gras et de la viande. La langue est sale. Il y a un peu de météorisme ; jamais il n'y a eu de selles glaireuses ni sanguinolentes dans ces derniers temps.

Les poumons sont absolument sains; mais, en bas et à droite, la respiration est faible, presque nulle. Pas de souffle, pas d'égophonie, pas de pectoriloquie aphone. La matité qui existe à ce niveau, et qui pourrait faire songer à une pleurésie, est l'expression de l'hypertrophie hépatique.

Le cœur est normal; il en est de même des reins : les urines ne renferment ni sucre, ni albumine.

L'état général est médiocre. Il n'a pas eu de fièvre. La température est plutôt basse : 36°8. Le pouls est à 80.

Afin d'éclairer la question, je fis, avec les précautions antiseptiques, une ponction exploratrice, au moyen d'une longue aiguille montée sur une seringue de Pravaz et je recueillis très superficiellement un liquide louche, fluide, phlegmoneux d'aspect, mais incontestablement constitué par du pus. Quelques gouttes de ce pus furent ensemencées immédiatement sur un tube de gélose. Elles ne donnèrent aucune colonie microbienne.

L'aspect clinique était celui d'une grosse collection suppurée du lobe droit du foie, relativement bien tolérée par l'organisme puisqu'il n'y avait pas de fièvre, mais suffisant par sa présence pour entraver la nutrition générale.

Je priai mon collègue, M. Routier, de vouloir bien opérer le malade. Avant l'opération, une seconde ponction exploratrice fut faite pour examiner de nouveau le pus. Les résultats furent de nouveau négatifs. Les cultures sur bouillon et agar demeurèrent stériles.

L'opération fut faite le 29 décembre et ne présenta pas plus de difficulté qu'un empyème. L'incision fut faite dans le huitième espace intercostal, au point le plus saillant, là où avaient été pratiquées les deux ponctions capillaires. Il s'échappa près de deux litres de pus séreux, grisâtre, rempli de grumeaux, n'ayant aucune odeur. Il ne fut pas nécessaire de réséquer de côtes ni de faire des sutures. Le foie adhérait à la paroi par d'anciennes adhérences. Drainage et lavage à l'eau bouillie. Pansement à la gaze iodoformée.

Les suites de l'opération furent bénignes. Le malade n'eut pas de fièvre un seul jour ; la plaie, après avoir sécrété abondamment pendant quatre jours, cessa vite de donner du pus en quantité notable. Le malade quitta l'hôpital, les premiers jours de février, portant encore un drain par précaution. Au mois d'avril, il était complètement guéri.

Observation III

(Communiquée par M. le Dr Netter à la Société médicale des Hôpitaux
11 juillet 1890).

Abcès du foie survenu 7 ans après les fièvres intermittentes. — Absence de dysenterie. — Ponction évacuatrice. — Récidive. — Opération. — Pus stérile. — Guérison.

B..., âgé de 29 ans, dessinateur, entre le 3 février 1890 à l'hôpital Lariboisière. Il n'a aucun antécédent héréditaire et n'a jamais été malade jusqu'en 1883. A cette époque, il était soldat au Sénégal et fut atteint à plusieurs reprises, en 1883, 1884, 1885, de fièvres intermittentes, s'accompagnant quelquefois de douleurs dans l'hypocondre droit. Il n'a jamais eu la dysenterie. Depuis son retour en France, en octobre 1885, il n'a pas eu le moindre accès.

En juillet 1889, à la suite de symptômes qui firent porter le diagnostic de fièvre typhoïde légère, il fut pris de douleurs dans l'hypocondre droit, douleurs peu vives, qui disparurent en quelques jours pour reparaître en janvier 1890. Après une durée de 15 jours, elles cessèrent de nouveau pour reparaître le 25 janvier, s'accompagnant alors de douleurs au creux épigastrique et d'une légère diarrhée.

A son entrée, le malade, grand, maigre, présente un teint légèrement subictérique. Il n'a ni diarrhée, ni vomissements, il n'éprouve du dégoût pour aucun aliment en particulier, mais son appétit a complètement disparu. La douleur est localisée à l'hypocondre droit, c'est une sensation de pesanteur continue sans exacerbation, ni spontanée, ni à la pression.

A l'inspection, on trouve une légère voussure de la région hépatique ; la matité s'étend sur la ligne mamelonnaire, de la cinquième côte à six travers de doigt au-dessous du rebord des fausses côtes ; sur la ligne médiane, d'un centimètre au-dessous de la partie inférieure du sternum à 5 centimètres au-dessous ; sur la ligne axillaire, de la septième côte au rebord. En arrière, matité jusqu'à l'angle de l'omoplate. Urine : 1250 gr., urée 12 gr. 50 par litre, traces d'albumine. Selles non décolorées.

Le 5 février, on pratique une ponction exploratrice sur la ligne mamelonnaire, à un centimètre au-dessous des fausses côtes, et on retire quelques grammes de pus couleur chocolat.

Le malade est envoyé en chirurgie au service de M. Berger, les symptômes s'amendent et l'opération n'étant pas jugée nécessaire, on nous renvoie le malade le 25 février.

La matité a légèrement diminué ; on pratique une seconde ponction exploratrice qui ne donne que quelques gouttes de sang.

Le 6 mars, B... part pour l'asile de Vincennes. L'état général s'est un peu amélioré. La matité a diminué en arrière.

Le malade revient dans le service le 11 avril. Il a eu, depuis son départ, une forte bronchite, qui est guérie depuis quelques jours. Inappétence absolue, ni nausées, ni vomissements. Etat général mauvais, amaigrissement très prononcé, fièvre.

L'hypocondre droit présente une voussure très notable, étendue de la sixième à la douzième côte. La mensuration donne une différence de 6 centimètres en faveur du côté droit. Léger œdème de la paroi. Pas de douleur à la palpation ; la matité s'étend sur la ligne mamelonnaire de la cinquième côte à deux travers de doigt au-dessous du rebord des fausses côtes ; sur la ligne axillaire, de la septième au rebord ; sur la ligne scapulaire, de la huitième à la douzième.

On donne au malade du lait et du bouillon et 1 gramme d'acide salicylique.

Le 16 avril, la température tombe de 39° à 37°5.

On fait la ponction évacuatrice avec l'appareil de Potain. Sur la ligne axillaire, dans le neuvième espace intercostal, on retire 800 grammes d'un liquide roussâtre, couleur chocolât, gluant, purulent, grumeleux. On injecte 800 grammes de solution de sublimé au 1|2.000, qu'on retire également, moins une trentaine de grammes qu'on laisse dans la cavité.

Pansement collodionné.

17 avril. — Le malade a passé une bonne journée ; il n'a pas eu de fièvre, il n'a pas souffert. L'œdème de la paroi a disparu. Vessie de glace. 1 gr. d'acide salicylique.

18 avril. — Très bonne journée. La voussure thoracique a disparu.

Le 7 mai, le malade part pour Vincennes. Les forces sont revenues, l'appétit est excellent, le malade a engraissé.

B... est revenu nous voir un mois plus tard, sa santé est maintenant satisfaisante.

Les dimensions du foie sont normales.

Examen bactériologique. — Le pus de ces abcès ne renfermait aucune bactérie démontrable soit par l'examen microscopique, soit par les procédés de culture en usage dans les laboratoires.

Dans une communication ultérieure, M. le docteur Netter dit que l'abcès s'était de nouveau reproduit chez son malade un an plus tard et avait nécessité une intervention chirurgicale suivie de guérison.

Observation IV

(Publiée par M. le docteur Laveran)

Abcès du foie consécutif à une dysenterie, survenu 7 ans après le début des accidents. — Ouverture de l'abcès. — Pus stérile. — Cachexie. — Mort.

C..., âgé de quarante-deux ans, chef-mécanicien au chemin de fer du Soudan, entre à l'hôpital du Val-de-Grâce le 16 août 1892. En 1870, C... a eu la fièvre typhoïde ; en 1875, après avoir fait son service militaire, C..., est entré au chemin de fer d'Orléans, d'où il est parti en 1882 pour le Soudan. Dès son arrivée, il a eu la fièvre palustre ; les accès étaient légers et cédaient facilement à la quinine.

En 1885, le malade a été atteint de dysenterie aiguë et, depuis cette époque, la dysenterie a reparu à plusieurs reprises ; selles très fréquentes, sanguinolentes, coliques, épreintes. Au mois de janvier 1892, C... a eu la fièvre bilieuse (non hématurique), qui a duré quatre ou cinq jours. A la fin du mois de janvier, il a ressenti une douleur assez vive dans la région du foie, cette douleur a toujours été en augmentant depuis lors, le malade ne pouvait pas se coucher sur le côté droit. C... est rentré en France le 2 juin 1892.

État actuel (17 août 1892). — Le malade est très anémié, amaigri, très faible ; la température axillaire est de 37°5 le matin, de 39°5 le soir. Ses membres inférieurs sont œdématiés.

Le malade se plaint surtout d'une douleur dans le côté droit. Déformation marquée de l'abdomen, qui est déprimé à gauche, tandis qu'à droite, au-dessous des fausses côtes, on constate une voussure très apparente ; la palpation est douloureuse à ce niveau. Elle permet de constater une tumeur volumineuse qui descend jusqu'à deux travers de doigt de l'ombilic et qui en haut se continue avec le foie. La peau de l'abdomen n'est ni rouge ni œdématiée à ce niveau, on ne perçoit pas la fluctuation. La rate ne déborde pas les fausses côtes. Anorexie. Les selles ne sont pas dysentériques en ce moment. Le diagnostic d'abcès du foie est porté.

18 août. — 38°5, le matin, 37°2, le soir. Mon collègue, M. le professeur Robert, fait, à ma demande, une incision au niveau de la partie la plus saillante de la tumeur ; on arrive facilement dans l'abcès (il existe des adhérences péritonéales). Il s'écoule un litre au moins de pus jaunâtre, grumeleux ; deux tubes de drainage sont placés dans la plaie ; pansement antiseptique.

Du pus, recueilli au moment de l'ouverture au moyen d'une pipette stérilisée, est examiné au microscope et ensemencé dans le bouillon, dans la gélatine en plaques et sur gélose.

Les globules du pus sont fortement granuleux ; granulations graisseuses libres, je ne distingue ni amibes, ni bactéries.

Les ensemencements sur gélatine et sur gélose ne donnent rien ; le bouillon ensemencé cependant avec une dizaine de gouttes du pus reste également stérile.

19 août. — 36°7, le matin, 38°4, le soir. Le malade est très faible ; anorexie, écoulement abondant par la plaie.

20 août. — Mouvement fébrile le soir, écoulement toujours abondant ; le pansement, quoique très épais, ouate et tourbe, est traversé chaque matin et on est obligé de le renouveler. Des injections de solution de sublimé à 1/1.000 sont faites à plusieurs reprises dans la poche de l'abcès.

25 août. — La dysenterie reparaît, sept à huit selles pendant la nuit, mucus teinté de sang.

26-30 août. — La dysenterie persiste ; suppuration très abondante de la plaie, faiblesse générale, anorexie.

Pendant les mois de septembre et octobre, la dysenterie persiste (huit à dix selles dans les 24 heures). La plaie suppure toujours abondamment.

Le malade, épuisé par la dysenterie et par la suppuration, est arrivé au mois de novembre à un état de faiblesse extrême. Mort le 8 novembre.

Autopsie, faite le 9 novembre. — L'orifice extérieur de l'abcès n'est pas fermé. Le péritoine est sain ; il existe des adhérences solides entre le foie et la paroi abdominale au niveau de l'abcès. Le trajet fistuleux faisant communiquer l'abcès avec l'extérieur est situé au centre de ces adhérences. Le foie retiré de l'abdomen a un volume à peu près normal ; la poche de l'abcès, située à la partie latérale externe du lobe droit, ne renferme que peu de pus ; elle a les dimensions d'une grosse orange. L'abcès était superficiel, en rapport à sa partie antérieure avec la paroi abdominale.

Des coupes pratiquées en tous sens montrent qu'il n'y a pas d'autre abcès ; au niveau de l'abcès, on constate l'existence d'une membrane fibreuse en voie de formation au-dessous de la couche de pus qui tapisse la poche de l'abcès. Dégénérescence graisseuse très marquée du parenchyme hépatique. Rate doublée de volume. Le gros intestin présente un grand nombre d'ulcérations, signes de dysenterie chronique des mieux caractérisée.

Observation V

(Résumée)

(Publiée par M. le docteur Richelot à la Société de chirurgie de Paris. Séance du 29 décembre 1897).

Trois abcès du foie ayant apparu successivement trois ans après la dysenterie.

M. K..., âgé de 39 ans, jouissait habituellement d'une bonne santé. Pas d'habitudes alcooliques,

Pendant la campagne du Tonkin, il contracta une dysenterie grave, et depuis 1886, à deux ou trois reprises, il eut des accès de fièvre. Depuis deux ans, souffrance vague, malaises inexpliqués.

Tout à coup, en 1897, la fièvre éclate. Sensibilité épigastrique excessive, ballonnement, péritonisme, température 39° et 40°. A un premier examen, impossible de rien reconnaître ; l'orage calmé, M. le professeur Dieulafoy, appelé, diagnostique un abcès du foie ou un kyste hydatique suppuré. Appelé de nouveau moi-même, je trouve : une collection purulente non douteuse sous les fausses côtes. Le malade est très souffrant, sans sommeil, sans appétit. T., 38° et 38°5. Le malade étant un tonkinois, je pense à un abcès du foie d'origine dysentérique, à évolution lente.

Première opération (le 23 juin 1897). — Incision de 12 centimètres dans la région de la vésicule biliaire, au centre de la voussure. J'arrivai sur le foie adhérent à la paroi abdominale ; je plongeai le trocart, il s'écoula un pus franc, sans odeur. Je retirai le trocart, et j'ouvris l'abcès par une incision de quelques centimètres. Il s'écoula 350 grammes de pus environ. Drainage, pansement.

Les suites furent excellentes. Plus de fièvre, l'appétit revint, et l'abcès fut fermé au bout de vingt-cinq jours.

Bientôt après, la douleur se réveille de nouveau au-dessous de l'appendice xyphoïde, cette fois, sourde et supportable d'abord. Cette douleur ne tarde pas à devenir plus vive. Après avoir consulté bon nombre de médecins, M. K... revient me consulter.

Le malade, dont l'état général est mauvais, a maigri de 9 kilos. Il se plaint d'une douleur à l'épigastre avec irradiation aux épaules, toux réflexe continue.

T., 38° ; saillie rénitente sous l'appendice xyphoïde. Je diagnostique un deuxième abcès du foie.

Deuxième opération, le 2 octobre.

J'incise entre l'appendice xyphoïde et l'ombilic, j'arrive sur le foie, qui est adhérent. J'effondre l'abcès. Il s'écoule 200 grammes de pus non fétide, drainage, suture, pansement. La douleur de l'épaule gauche disparaît immédiatement, mais celle de l'épaule droite persiste.

La plaie n'était pas encore cicatrisée qu'une vive douleur ne tarde pas à se réveiller du côté droit au niveau des 8° et 9° côtes.

T., 38°

Au bout de trois semaines, le second abcès était fermé, mais M. K... souffrait toujours, ne dormait pas. Je me décide à intervenir.

Troisième opération, le 27 octobre.

Je fais une incision verticale sur la ligne mamelonnaire, j'ouvre le péritoine : le bord antérieur du foie est libre d'adhérences et déborde le dernier cartilage costal. J'enfonce le trocart dans la direction indiquée par la douleur pariétale. Je ne trouve rien. J'insiste encore ; une goutte de pus traverse la canule, puis rien.

Alors, avec mon doigt, je pénètre dans le tissu hépatique, je creuse un trajet profond, une hémorragie assez abondante m'arrête un instant. J'introduis, encore une fois, l'index à toute profondeur, dans la direction de la huitième côte, enfin je tombe sur une cavité.

En retirant mon doigt, un flot de pus s'écoule, 700 à 800 grammes environ.

Drainage, mèche de gaze pour fermer le péritoine, suture de la plaie cutanée. Au bout d'un mois, le malade est guéri.

L'examen du pus l'a trouvé privé de microbes, il était stérile, il n'a pas donné de cultures.

Observation VI

(Communiquée par M. le docteur Lafourcade (de Bayonne) et rapportée par M. Richelot, à la séance du 29 décembre de la *Société de Chirurgie* de Paris.)

Il s'agit d'un jeune homme de 22 ans, qui a passé deux ans à Saïgon et au Tonkin. A la fin de son séjour, au moment de s'embarquer pour la France, il contracte la dysenterie. Arrivé en France, en janvier 1896, il paraît en bonne santé, malgré une certaine maigreur, et se livre aux exercices du cheval et de la bicyclette. C'est seulement au bout de deux mois que l'état général devient mauvais, avec des températures de 38°5, et qu'un médecin diagnostique la tuberculose pulmonaire. M. Lafourcade, appelé à ce moment, trouve une voussure à la base du thorax, un bord antérieur du foie qui dépasse de deux

4

à trois centimètres les fausses côtes, une fièvre oscillant de 37° à 39°, et, tenant compte des antécédents, reconnaît sans difficulté la nature du mal : abcès dysentérique du foie à marche lente (sept mois depuis le début).Une ponction à travers les côtes donne d'abord deux litres et demi de pus chocolat, et l'opération est faite le 16 juin 1896.

Procédé de Lannelongue, décrit au Congrès de Chirurgie de 1888; la résection du bord inférieur du thorax.

Longue incision oblique, dénudation et résection des 8°, 9° et 10° cartilages costaux, puis, des 10° et 9° côtes.

M. Lafourcade ouvre le péritoine, le protège avec des compresses, ponctionne le foie; mais comme, en se vidant, l'organe fuit et disparaît sous les côtes, il enlève encore la 8° côte, en ayant soin de refouler la plèvre. Alors, seulement, l'opérateur suture le tissu hépatique au péritoine pariétal, ouvre largement, fait couler trois litres et demi de pus, lave et draine cet énorme foyer.

Après l'opération, la température est basse, 35°2, l'opéré, faible; le vingtième jour, la bile coule en abondance par le drain, 900 à 1000 grammes en vingt-quatre heures. Cette cholerragie épuise le malade, qui succombe le trente-deuxième jour.

Observation VII

(Publiée par M. Berger à l'Académie de médecine, 13 juillet 1897.)

Abcès du foie, survenu 7 ans après une dysenterie. — Opération par la voie transpleurale, après résection de 2 côtes. — Guérison.

Il s'agit d'un malade qui avait eu la dysenterie aux colonies il y a sept ans. Au cours de sa dysenterie, il se plaignit d'une douleur hépatique vive. Après son retour en France, il resta trois mois atteint de dysenterie, puis guérit ; et depuis il n'éprouva aucun symptôme hépatique.

En décembre 1896, il fut atteint d'une grippe thoracique intense, avec douleur au foie. La grippe dura six semaines, mais la douleur du foie augmenta, s'accompagna de vomissement et d'un amaigrissement considérable, sans fièvre. Lorsqu'il entra dans mon service, il était dans un état très cachectique avec teint subictérique ; on constatait une voussure de l'hypocondre droit, présentant un maximum en deux points : l'un au côté droit de l'épigastre, l'autre au niveau de la ligne axillaire postérieure.

Le foie ne débordait les fausses côtes que juste au niveau de l'épigastre. Le malade n'avait pas de fièvre. Je conclus, avec M. Duflocq, à l'existence d'un abcès central du foie.

Le 9 mars, le malade se plaignit d'une douleur à la région scapulaire droite ; le 10 mars, fièvre, crachats sanglants. Le soir, il rendait, par vomique, une grande quantité de pus mêlé de sang. Les jours suivants, l'évacuation se continua et la vomique diminua.

Je décidai l'intervention et je réséquai la septième et la huitième côte, puis je fis l'incision du diaphragme et je trouvai une collection énorme de pus ; la caverne était bilobée.

A la suite de l'opération, la fièvre tomba, le malade guérit ; actuellement on ne constate plus de signes à l'auscultation.

Ce fait est remarquable par la très longue durée (7 ans) du temps écoulé entre la fin des accidents dysentériques et le début des accidents hépatiques.

L'examen bactériologique du contenu de l'abcès n'a pas été fait, mais il est probable qu'il s'agissait d'un abcès à pus stérile. En effet, l'absence de fièvre, la coloration chocolat du pus sont en faveur de cette hypothèse.

Sans les antécédents dysentériques, on eût été enclin à poser le diagnostic de kyste hydatique.

Dans tous les cas, c'est à l'ouverture large du foyer purulent qu'il faut avoir recours, autant que possible avant l'apparition de la vomique.

Observation VIII

(Publiée par MM. Bertrand et Fontan)

Abcès du foie, survenu 4 ans environ après des fièvres intermittentes
et une dysenterie.

Guyot Pierre, caporal au 1ᵉʳ régiment d'infanterie de marine, 28 ans, — 8 ans de service.

A servi d'abord dans l'armée de terre, en Algérie et en Tu-
nisie. Atteint de fièvre typhoïde en 1884. Passé aux troupes
de la marine, a fait deux séjours, de deux ans chacun, au Tonkin, où il a été pris de fièvre paludéenne et de dysenterie aiguë.
Rapatrié le 5 avril 1893.

Première entrée à l'hôpital de Cherbourg, le 11 avril. Accuse
des douleurs à l'hyppocondre droit, avec radiation vers l'épaule.
Foie augmenté de volume et sensible à la pression, particulièrement au niveau du 7ᵉ espace intercostal. Fièvre vespérale
quotidienne. Sous l'influence d'un traitement purement médical,
ces symptômes subissent un amendement progressif et le malade quitte l'hôpital le 16 mai, proposé pour un congé de convalescence qui lui est accordé quelques jours plus tard.

Deuxième entrée au même hôpital, le 15 mai 1893. On constate : foie augmenté de volume, la matité de l'organe commence
à deux travers de doigt au-dessous du mamelon et dépasse
d'environ un travers de doigt le rebord des fausses côtes.
Douleur fixe en arrière, dans le dernier espace intercostal, à
8 centimètres environ de la colonne vertébrale, perçue spontanément, exaspérée par la pression et comparée par le malade
à une douleur de contusion. Les téguments font, à ce niveau,
une légère saillie verticale et donnent, au toucher, une sensation de résistance profonde, pas de fluctuation, pas d'œdème

pariétal. Les espaces intercostaux ne paraissent même pas élargis. Pas de dyspnée, pas de diarrhée.

Du 16 novembre au 7 décembre, la température oscille entre 37° et 37°7.

Le 7 décembre, il est envoyé au service de chirurgie de M. le médecin principal Léo, avec cette note : « Abcès hépatique possible, sinon probable. »

Opération, le 9 décembre. — La région hépatique ayant été lavée et savonnée à la solution de Van Swieten, en avant, latéralement et en arrière, on ponctionne, après cocaïnisation au point douloureux, avec le plus gros des trocarts de l'appareil Potain, brusquement enfoncé jusqu'à sensation de résistance vaincue, indiquant que la pointe de l'instrument a pénétré dans une cavité. La flamme du trocart retirée, du pus vient sourdre à l'orifice de la canule, que l'on adapte au tuyau d'un aspirateur Dieulafoy. Issue d'une grande quantité de pus chocolat avec détritus de tissu hépatique.

Séance tenante, chloroforme, incision cutanée d'environ 8 centimètres dans le dernier espace intercostal, à peu près à égale distance du rachis et de la ligne axillaire postérieure, légèrement oblique en bas et en avant. Le bistouri plonge verticalement jusqu'au foyer hépatique, ouvre une voie par laquelle l'index gauche, aussitôt introduit, sert de conducteur à l'instrument tranchant qui, sur lui, sectionna en masse, en avant et en arrière, dans une étendue égale à la longueur de l'incision cutanée, les muscles et le parenchyme hépatique.

Du pus s'échappe en abondance par cette large ouverture, mélangé de débris hépatiques. On peut évaluer à un litre la quantité de liquide contenu dans l'abcès, compte tenu de celle qu'a évacuée la ponction aspiratrice.

La poche vidée, on l'explore avec le doigt, aseptisé à nouveau, et l'on constate que son volume est à peu près celui d'une orange ; qu'elle est assez régulièrement sphérique et ne présente pas d'anfractuosités. Lavages et drainage avec 3 tubes reliés en flûte de Pan au moyen d'une épingle anglaise. Plaie saupoudrée d'ïodoforme, gaze iodoformée, ouate hydrophile et bandage de corps. Température : matin, 37° ; soir, 38. Diète lactée (3 litres de lait).

10 décembre. — Le malade a dormi, n'a pas souffert. Le pansement, souillé de pus, est renouvelé. Lavage bichloruré et boriqué assez difficile à pratiquer, les drains étant maintenant serrés entre les deux dernières côtes.et le foie ayant remonté, déplacement qui a détruit le parallélisme existant entre l'ouverture hépatique et la plaie des téguments. T. : matin, 37° ; soir, 36°8.

11 décembre. — Suppuration très diminuée. Lavage boriqué ; la poche tend à se rétrécir. On supprime deux drains, celui qui reste est raccourci. Pas de douleurs.

16 décembre. — Suppuration peu abondante. Cavité de l'abcès réduite au volume d'une noix. Lavage boriqué, puis ablation du dernier drain. Etat général excellent. Le malade prend trois litres de lait, des œufs, du tapioca.

17 décembre. — Régime à volonté.

21 décembre.— Presque plus de pus dans le pansement, la plaie se comble graduellement. Les injections ne pénètrent plus.

26 décembre. — La plaie est presque cicatrisée, elle n'intéresse plus que la peau.

2 janvier. — La cicatrisation est complète Le malade est guéri, mais, comme il ne désire ni congé de convalescence, ni repos à la caserne, on le garde quelque temps encore à l'hôpital.

Du 19 décembre au 16 janvier, le malade a augmenté de 11 kilogr. 800.

Exeat le 28 janvier.

Analyse bactériologique du pus, faite par M. Baucher. — L'examen direct du pus au microscope montre quelques rares bactéries et nombre de microcoques, les uns libres, isolés, associés en diplocoques ou en grappes maigres, les autres incorporés aux globules de pus ou disposés en couronne sur la circonférence de ces éléments. Tous ces détails sont plus nettement saisis avec le procédé de la goutte suspendue.

Par ensemencement direct, on trouve que le bouillon s'est troublé, et un dépôt blanchâtre ou blanc-jaunâtre s'est formé au fond du tube. A l'examen microscopique : micrococques et bactéries. La culture sur gélatine n'a rien donné. L'agar et le sérum sanguin sont demeurés stériles. Sur pomme de terre, les cultures ont donné des granulations visqueuses blanches et jaunes constituées par du staphylocoque type. En résumé, richesse définitive en bactéries de ce pus, mais faible vitalité de ces microbes, qui n'ont pas proliféré sur l'agar et le sérum sanguin.

Observation IX

(Résumée)

(Publiée par MM. Bertrand et Fontan)

Abcès du foie survenu, neuf ans environ après le début d'une dysenterie grave.

M. A..., médecin de 2° classe de la marine, a, comme aide médecin, effectué deux voyages : l'un en Nouvelle-Calédonie (1879), l'autre en Cochinchine (1880). A la suite de cette seconde campagne, il eut quelques accès de fièvre très légers.

Promu au grade de médecin de 2° classe en 1881, il fut envoyé au Sénégal. Il fut chargé du service médical dans plusieurs colonnes expéditionnaires et, de 1881 à 1884, eut une dysenterie assez grave, et une fièvre bilieuse qui nécessita son hospitalisation à Saint-Louis.

Il rentra en France, le 1er janvier, et obtint, à Cherbourg, un congé de convalescence, à Paris, une prolongation de deux mois pour anémie et dysenterie. A Nancy, où il était en congé, il rentre à l'hôpital pour hépatite aiguë et dysenterie. Ayant rallié Toulon, il dut entrer aussitôt à l'hôpital ; — congé de convalescence de trois mois. — Autre entrée à l'hôpital principal de Toulon, pour hépatite chronique et dysenterie, autre congé de convalescence de trois mois.

Déclaré en non-activité pour infirmités temporaires, juin 1885. Durant cette période de trois ans, M. A... fit de nombreux séjours à l'hôpital militaire de Nancy, d'où il fut envoyé, en 1887, à Plombières et, en 1888, à l'hôpital de Vichy.

A Vichy, après trois bains et neuf douches, il fut obligé de cesser tout traitement. A la suite d'accès de fièvre très violents, de vomissements bilieux, dyspnée continuelle et d'une pesanteur dans l'hypocondre gauche, la marche était devenue presque impossible. Sueurs nocturnes ; pas d'ictère.

Renvoyé à Nancy avant la fin de son traitement, il est pris, le 10 septembre, de frissons violents et répétés. Temp. 39°, douleurs aux deux épaules et dyspnée.

Le 13 septembre, il rentre à l'hôpital militaire de Nancy où on constata une augmentation énorme du volume du foie qui déborde les fausses côtes d'environ 4 travers de doigt et remonte dans la cage thoracique jusqu'au 4° espace.

Le 8 octobre, on constate, dans le 7° espace à gauche du sternum, un point fluctuant qui est largement ouvert aussitôt et donne issue à 1 litre et demi de pus chocolat. Drainage et lavage à l'eau boriquée.

Le lendemain, la fièvre tombe, l'appétit revient.

Le 26 octobre, la température remonte, on remarque de l'œdème de la paroi à droite du sternum. On incise, le 21 octobre, à ce niveau ; il s'écoule du pus, mais en moindre quantité que la première fois. Drainage et lavage.

La fièvre persiste. A la suite de deux ponctions qui ne donnent aucun résultat, on constate une nouvelle voussure, beaucoup plus volumineuse que les précédentes, au niveau du dernier espace intercostal droit, en avant de la ligne axillaire. Une large incision évacue une grande quantité de pus chocolat.

Le 7 novembre, la température monte à 38° et s'y maintient quelques jours. La suppuration est très abondante, l'état général mauvais.

Le 22 novembre, on ouvre des trajets fistuleux sous-cutanés qui s'étaient formés à côté de l'ouverture de l'abcès droit. On cautérise ces trajets fistuleux.

A partir de ce moment, la température baisse, l'appétit revient peu à peu, l'état général s'améliore, mais la cicatrisation ne s'effectue qu'à la fin de janvier 1889.

Remis en non-activité de service, il rentre à Nancy, le 23 février 1889. Malgré une hygiène très sévère, il est sujet à de nombreuses rechutes arrivant par période de 15 jours à 2 mois, avec poussées congestives du côté du foie.

Le 20 décembre 1891, il fut pris de frissons qui se prolongèrent pendant deux jours ; douleurs dans le côté droit. T. matin, 38° ; soir, 39°5. Six jours après, point douloureux à la base de l'hémithorax droit, toux sèche, très violente, matité très prononcée et abolition complète du murmure vésiculaire à ce niveau. A la suite d'une quinte de toux, le malade rendit un seul crachat contenant de nombreux filets de sang ; puis, l'expectoration devint plus abondante, avec crachats noirs et très fétides. Cet état dura 1 mois.

M. A... a quitté la marine, titulaire d'une pension de retraite.

CONCLUSIONS

I. — Les abcès tardifs du foie à évolution lente se rencontrent habituellement chez des individus antérieurement atteints de dysenterie.

II. — Il n'y a pas de microbe spécifique de l'affection. La lenteur du processus suffit à expliquer la stérilité habituelle du pus de ces abcès.

III. — De l'étude clinique, il résulte que ces abcès surviennent quelquefois très longtemps après une dysenterie ; ont un début insidieux, une marche lente et torpide; procèdent souvent par période d'accalmie et d'exacerbation.

IV. — Ces abcès sont d'un diagnostic généralement difficile, parfois même impossible au début; simulent d'autres affections chroniques et particulièrement la tuberculose. Dans les cas douteux, on doit recourir à la ponction exploratrice.

V. — L'intervention doit être aussi précoce que possible, elle consiste dans l'ouverture large et le drainage.

Le manuel opératoire est différent pour les abcès de la face concave du foie (voie abdominale) et pour ceux de la face convexe (voie transpleurale).

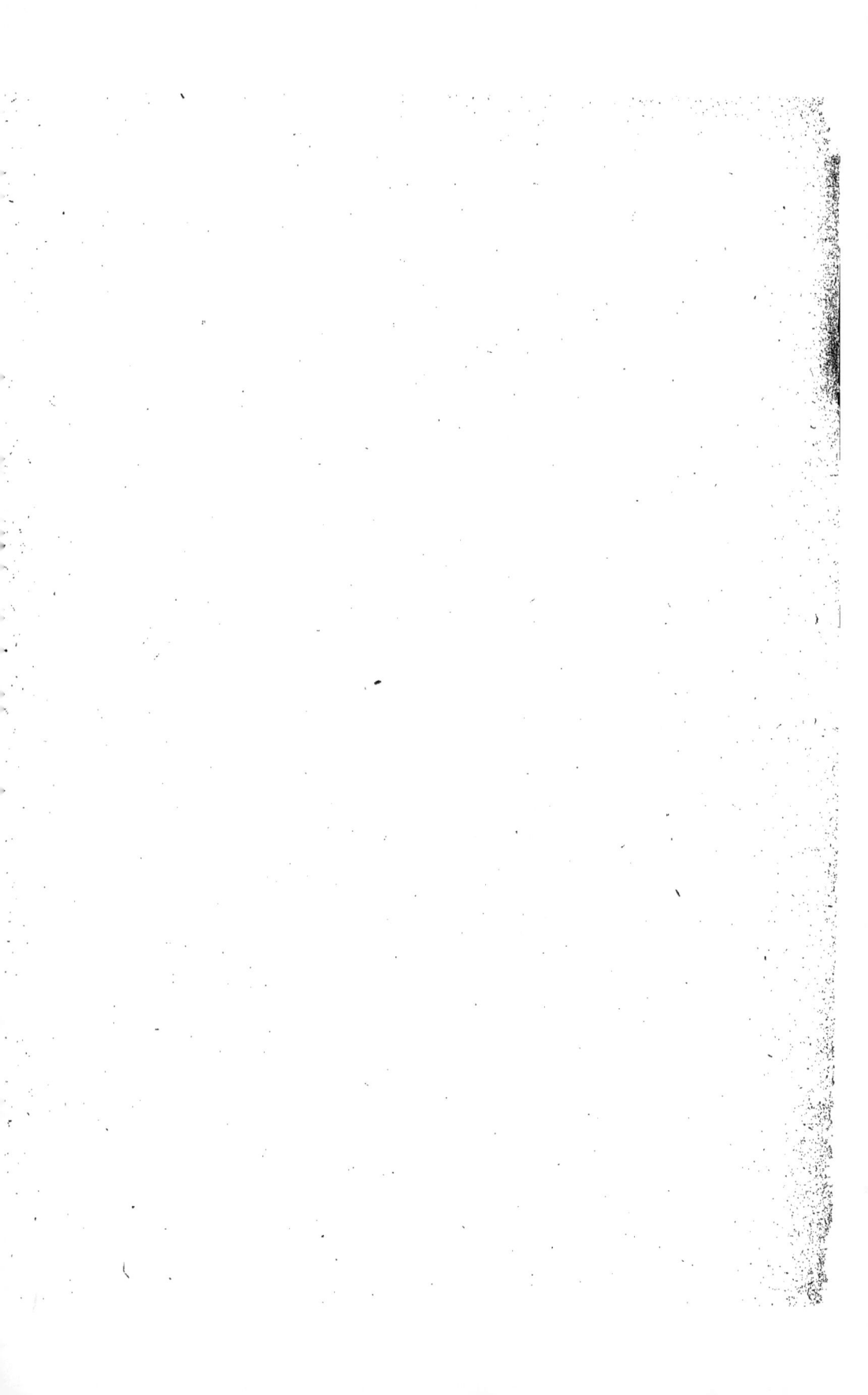

BIBLIOGRAPHIE

BERTRAND et FONTAN. — Traité de l'hépatite suppurée des pays chauds. — Paris, 1895.

BLANC. — The Lancet, 1886. — Vol. I.

BOINET. — IVᵉ Congrès de médecine de Montpellier.

CHAUVEL. — Archiv. génér. de méd., 1890.

DALMAS. — Th. de Montpellier, 1835.

FAURE. — Art. *Foie, in* Traité de chir. De Le Dentu et Delbet, t. VIII.

FORGUE et RECLUS. — Traité de thérap. chirurgicale, 1898.

GREMILLON. — Th. de Paris, 1889.

HANOT. — Bull. et mém. de la Société chirurg. des hôp. de Paris, 1894, t. XI.

JOURDAN. — Th. de Lyon, 1896-97, n° 93.

KELSCH et KIENER. — Traité des maladies des pays chauds, 1889.

LAFERRÈRE. — Thèse de Lyon, 1900, n° 96.

LAVERAN. — Bull. et mém. Société médic. des hôp. de Paris, 1890, t. VIII, et 1893.

LAYET. — Arch. de méd. navale, t. XXVIII.

RENDU. — Bull. et mém. Société chirurg. des hôp., Paris, 1894.

RICHELOT. —   id.   id.   1897.

ZANCAROL. — VIIᵉ Congrès de chirurgie.

WALTHER. — Bull. et mém. Société de chirurg. de Paris, 1898.

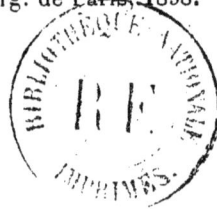

347

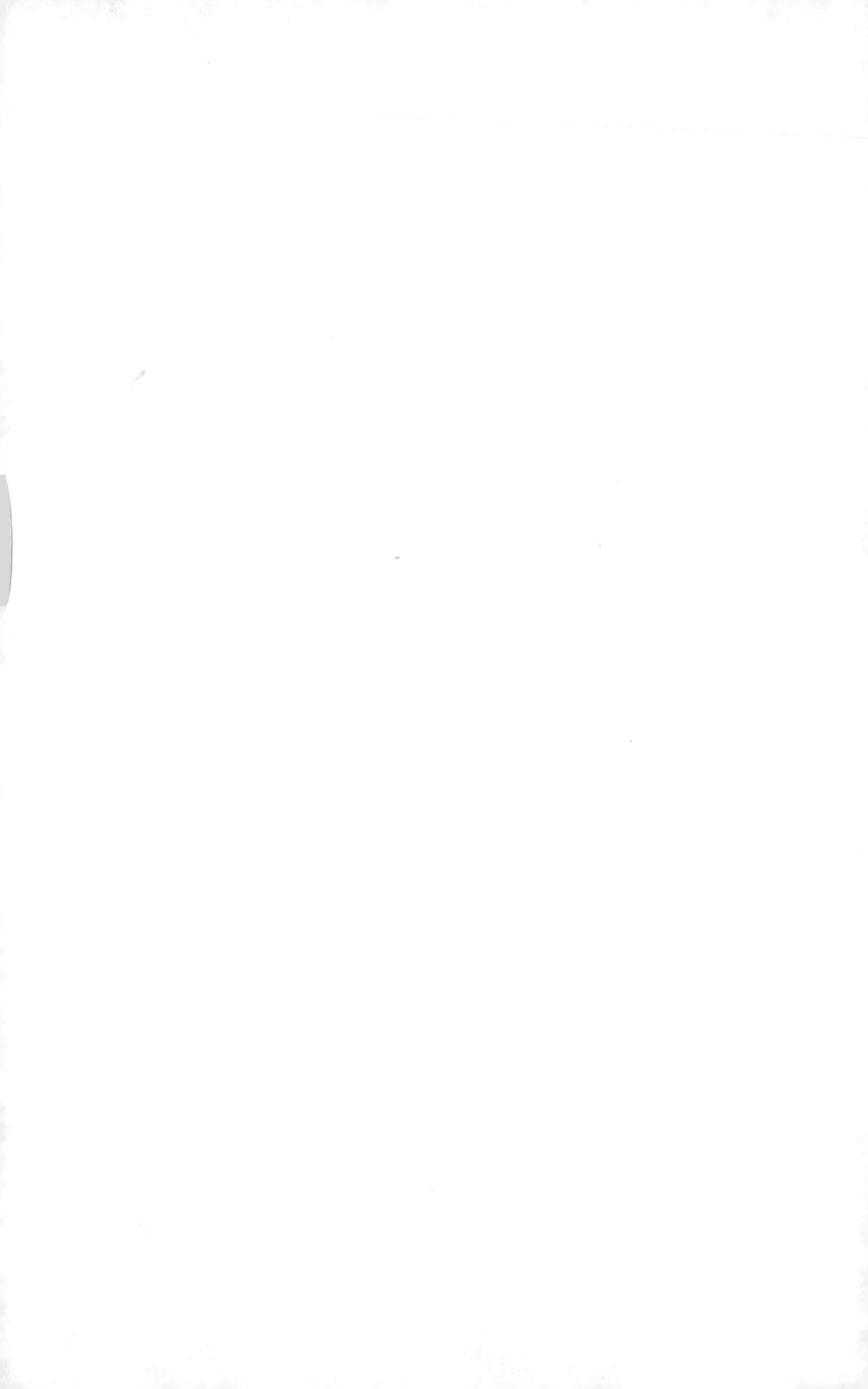

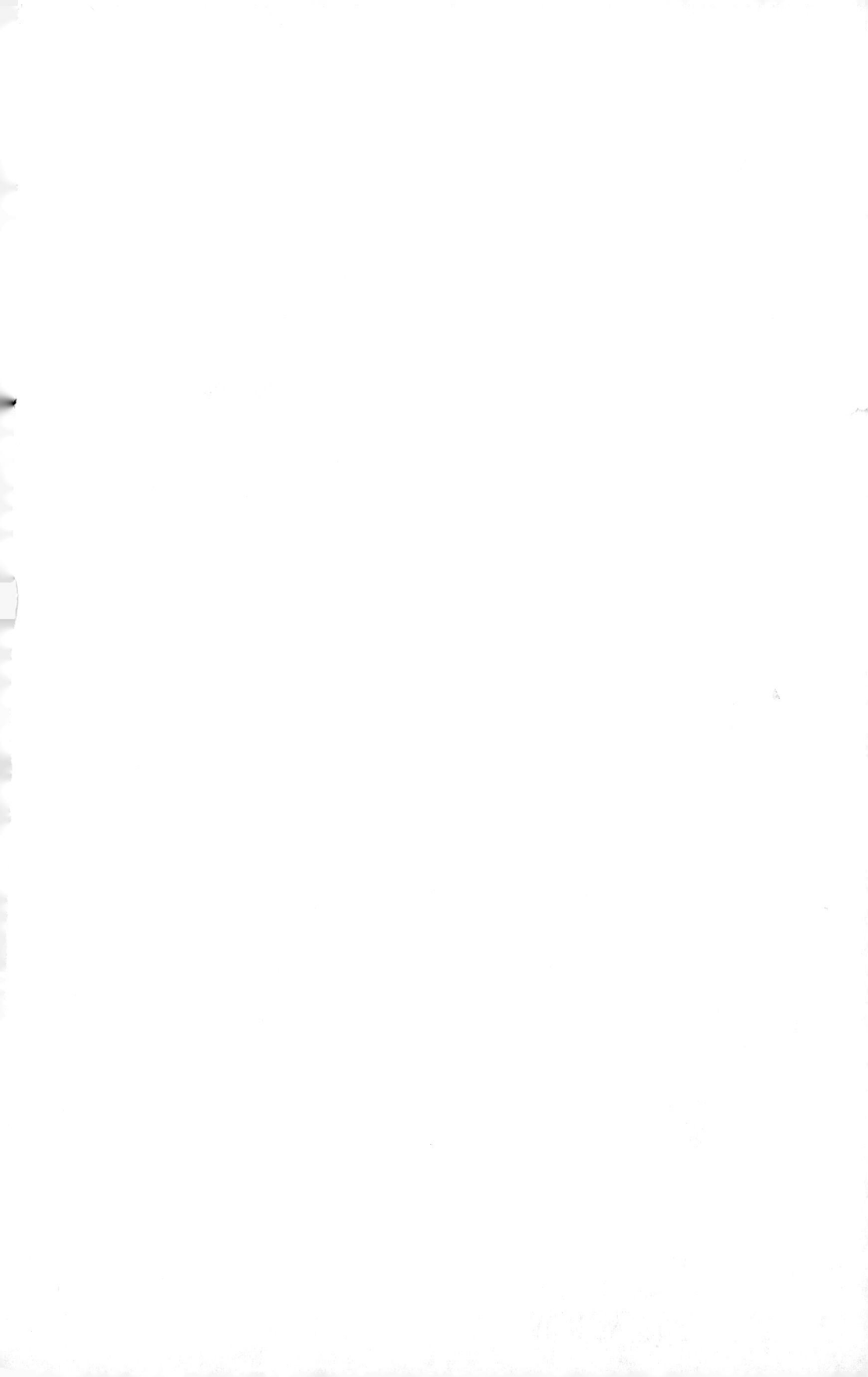

www.ingramcontent.com/pod-product-compliance
Lightning Source LLC
Chambersburg PA
CBHW070821210326
41520CB00011B/2056